# BEI GRIN MACHT SICH IHR WISSEN BEZAHLT

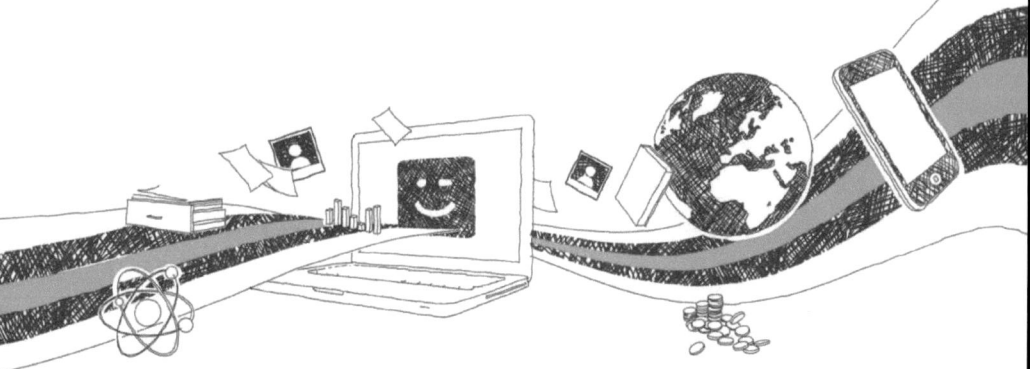

- Wir veröffentlichen Ihre Hausarbeit, Bachelor- und Masterarbeit

- Ihr eigenes eBook und Buch - weltweit in allen wichtigen Shops

- Verdienen Sie an jedem Verkauf

**Jetzt bei www.GRIN.com hochladen und kostenlos publizieren**

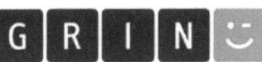

**Bibliografische Information der Deutschen Nationalbibliothek:**

Die Deutsche Bibliothek verzeichnet diese Publikation in der Deutschen National-
bibliografie; detaillierte bibliografische Daten sind im Internet über http://dnb.d-
nb.de/ abrufbar.

**Impressum:**

Copyright © 2014 GRIN Verlag, Open Publishing GmbH
Druck und Bindung: Books on Demand GmbH, Norderstedt Germany
ISBN: 978-3-668-03744-1

**Dieses Buch bei GRIN:**

http://www.grin.com/de/e-book/305817/impfungen-im-saeuglings-und-kleinkindal-
ter-impfstoffarten-und-ethisches

Natalie Hebel

# Impfungen im Säuglings- und Kleinkindalter. Impfstoff-
# arten und ethisches Dilemma

## Schaden oder Nutzen?

GRIN Verlag

Hochschule für angewandtes Management in Erding

Fachbereich Wirtschaftspsychologie

Sommersemester 2014

Teilmodul: Ethik in Wirtschaft und Wissenschaft

**Impfungen im Säuglings- und Kleinkindalter – Schaden oder Nutzen?**

Tag der Einreichung:

18.08.2014

# I. Inhaltsverzeichnis

## II. Anhangsverzeichnis

## III. Abkürzungsverzeichnis

| | |
|---|---|
| BCG-Impfung | Bacille Calmette-Guérin |
| BGB | Bürgerliches Gesetzbuch |
| BDI | Bundesverband der Deutschen Industrie e. V. |
| BMG | Bundesministeriums für Gesundheit |
| BPI | Bundesverband der Pharmazeutischen Industrie e. V. |
| EKG | Elektrokardiogramm |
| F & E | Forschung & Entwicklung |
| FSME | Frühsommer-Meningoenzephalitis |
| GSK | GlaxoSmithKline |
| Hib | Haemophilus influenzae Typ b |
| IfSG | Infektionsschutzgesetz |
| MMR-Impfung | Masern-Mumps-Röteln-Impfung |
| PEI | Paul-Ehrlich-Institut |
| Polio | Kinderlähmung |
| PWC | Price Waterhouse Coopers |
| RKI | Robert Koch-Institut |
| SPMSD | Sanofi Pasteur MSD |
| STIKO | Ständige Impfkommission |
| USA | United States of America – Vereinigte Staaten Amerikas |
| ZEKO | Zentrale Ethikkommission |

## 1. Einführung

Da die Autorin seit Januar 2013 selbst Mutter ist, sah sie sich bereits im dritten Lebensmonat ihres Sohnes mit Impfempfehlungen der STIKO (Ständige Impfkommission) konfrontiert. Da die Erziehung des eigenen Nachwuchses u. a. eine gesundheitliche Fürsorgepflicht beinhaltet und der Autorin schnell von medizinischem Fachpersonal, als auch befreundeten Eltern kommuniziert wurde, dass die Impfthematik vor allem im Bundesgebiet Bayern sehr kritisch diskutiert wird, gab dies für sie den Anstoß sich gezielter mittels Printmedien, Onlinepublikationen und Fachvorträgen darüber zu informieren.

Grundlage für eine kritische Auseinandersetzung mit der Impfthematik bietet bereits die ständige Impfkommission (STIKO) des Robert-Koch-Instituts selbst, da deren Mitglieder durch Tätigkeiten im pharmanahen Umfeld zum Teil eigenen Interessenskonflikten unterliegen. Darüber hinaus ist die Aufklärungsarbeit bzw. Risikokommunikation im Hinblick auf die individuelle Impfentscheidung, die meist sehr stark mithilfe von sogenannten Furchtappelltheorien[1] gegenüber den „Impflingen" bzw. gegenüber deren Sorgeberechtigten betrieben wird, nach Ansicht der Autorin sehr auffällig. Hinzu kommt eine liberale Gesetzgebung zur Impfthematik in Deutschland, aufgrund deren sich auch die Unternehmen in Bezug auf ihre ethische Verantwortung durch mögliche eigene Ethik-Codices reglementieren könnten.

Die Kernfrage, um die es sich bei dieser Studienarbeit dreht, ist, ob durch Impfungen im Säuglings- und Kleinkindalter den einzelnen und / oder den Mitgliedern der Gesellschaft eher Schaden zufügt oder ein allgemeingültiger Nutzen (im Sinne einer ethischen Betrachtungsweise) gestiftet wird.

Um dies näher zu erörtern wird auf die Grundlagen der Ethik (Kap. 1) eingegangen. Anschliessend verschafft ein kurzer Überblick zur Impfthematik (Kap. 2) mit ausgewählten medizinischen Aspekten zur „Impfung" und möglichen gesundheitlichen Auswirkungen die Überleitung zu den drei Gruppen von Hauptprotagonisten (Kap. 3), sowie einer Entstehung und Erklärung möglicher ethischer Dillemata für die jeweiligen Gruppen.

Eine kritische Würdigung (Kap. 4) fasst kurz die ethischen Hauptprobleme zusammen und es werden ethische Lösungsansätze zur Diskussion gestellt. Diese Studienarbeit endet mit einem persönlichen Fazit (Kap. 5) und einer möglichen Beantwortung der Frage, die hier systematisch aufgegriffen wurde.

---

[1] Furchtappelltheorien legen zugrunde, dass Menschen, die mit ihrem individuellen Risiko konfrontiert, wachgerüttelt werden und eine Verhaltensänderung durchführen (vgl. Lippe & Renneberg 2006, S. 36 – 38).

## 1.1 Ethik, Moral und Philosophie

Ethik wurde als Begriff für eine philosophische Disziplin von Aristoteles eingeführt (vgl. Andersen 2005, S. 1, Düwell et al. 2011, S. 1). Ethik verbindet Philosophie und Moral miteinander (vgl. Fischer et. al. 2008, S. 44). Moral ist abgeleitet vom lateinischen Wort „mos" und bedeutet dasselbe wie das griechische Wort „Ethos" (= Sitte, Gewohnheit) ebenfalls „Sitte", „Gewohnheit" (vgl. Knoepffler 2009, S. 17) „Brauch", „Charakter" (vgl. Kriesel et. al 2007, S. 7).

Im heutigen Sprachverständnis bezeichnet Moral (und somit auch die Ethik – Anm. d. Verf.) alle konventionellen Wertvorstellungen innerhalb einer Gesellschaft bzw. innerhalb eines Kulturkreises, die sich dem „unbedingten", d. h. in diesem Zusammenhang unabhängig von Rahmenbedingungen, Guten verschreiben. Unter Moral fällt auch der Begriff der Sittlichkeit (vgl. zu diesem Abschnitt Küpper 2011, S. 16). Es geht also um die „gängigen moralischen Überzeugungen" (vgl. Knoepffler 2009, S. 17).

## 1.2 Ethische Konzepte

Es gibt eine Fülle ethischer Ansätze. Aus den Ansätzen lassen sich ethische „Weltanschauungen" bzw. Konzepte ableiten. Diese entspringen aus den unterschiedlichen Herangehensweisen bzw. Blickwinkeln, wie etwas betrachtet und unter welchem Schwerpunkt es reflektiert und letztlich bewertet werden kann (vgl. Knoepffler 2009, S. 13 f.). Sie haben meist eine kritische Reflexion über die Vorstellungen der richtigen oder guten menschlichen Handlungsweise gemein (vgl. Anderson 2005, S. 2 f.).

### 1.2.1 Deskriptive und normative Ethik

Man kann Ethik grob in zwei Verfahrensweisen aufteilen: in die deskriptive und in die normative Methode bzw. Ethik. Die deskriptive Ethik ist ein beschreibendes Vorgehen von faktischen Handlungs- und Verhaltensweisen. Die normative Ethik ist ein „präskriptives", ein vorschreibendes Verfahren, das konstatiert, was gelten soll (vgl. Pieper 2000, S. 11 f.).

Deskriptive Ethik kann auch empirisch aufgefasst werden[2]. Dabei wird im Sinne einer empirischen Untersuchung festgestellt, was der Hauptteil der Gesellschaft, unabhängig von einer weitergehenden Definition oder objektiven Nachprüfbarkeit, als gut oder schlecht definiert (vgl. zu diesem Abschnitt Küpper 2011, S. 16 f.).

Die normative Ethik untersucht und bewertet die Normen und Werte des Handelns und grenzt sie dabei auch voneinander ab. Dabei wird nach einem Handeln mit Berücksichtigung der Handlungsfolgen (teleologisch) und einem Handeln ohne Berücksichtigung der Handlungsfolgen (deontologisch) unterschieden (vgl. Küpper 2011, S. 21). Siehe dazu auch

---

[2] *„Wenn sie nur auf die möglichst präzise empirische Erfassung und Beschreibung der vorfindlichen Moral [...] zielt, [...]"* (Düwell et al. 2011, S. 2).

Tabelle 1 im Anhang). Grundsätzlich wird eine Handlung als „gut" oder als „schlecht" bewertet und begründet.

## 1.2.2 Utilitarismus & Vertragstheorie

Der utilitaristische sowie der vertragstheoretische Ansatz unterliegen jeweils dem normativen Verfahren[3] und ist im Erkenntnisinteresse praktisch orientiert (vgl. Pieper 2000, S.285).

Der Utilitarismus (von lat.: utilis = nützlich) setzt bei den Handlungsfolgen an und sieht diese im Zentrum der Überlegungen. Diese sollen nach Benthams „klassischem Diktums" der Maximierung das größtmögliche Glück für die größtmögliche Zahl, inklusive der Tiere neben den Menschen, ermöglichen (vgl. zu diesem Abschnitt Knoepffler 2009, S. 43).

Bei der Vertragstheorie nach Hobbes und Rawls geht es um die Eigennutzenmaximierung. Nach Thomas Hobbes ging es dabei im Wesentlichen um die Sicherung des Selbsterhalts der einzelnen Subjekte. Ziel bzw. Idee der Vertragstheorie ist es, durch eine wechselseitige Aufgabe von Rechten, das grundlegende Recht auf Leben zu sichern. Dies soll durch einen Vertrag zwischen den Rechtssystemen erfolgen, um das Wohlergehen der Menschen zu sichern (vgl. zu diesem Abschnitt Knoepffler 2009, S. 46)

Rawls begründet den Vertrag auf einem moralischen Ideal von Gerechtigkeit als Fairness aller betroffenen Subjekte, abgewogen am Allgemeinwohl, ohne eine Instanz in Form von Rechtssystemen oder eines individuellen Opportunismus (Knoepffler 2009, S. 47).

## 1.2.3 Evolutionäre Ethik

Der evolutionäre Ansatz fällt unter das deskriptive Verfahren und verfolgt ein theoretisches Erkenntnisinteresse (vgl. Pieper 2000, S.285). Nach der evolutionären Ethik werden Normen und Werte zwar selbst entwickelt, sind aber abhängig von der Anpassung an äußere Umstände und damit auch nicht festgelegt, sondern wandelbar; mit einem Schwerpunkt auf das Leben und Überleben (vgl. Knoepffler 2009, S. 21).

## 1.2.4 Emotivismus

Ethik kann auch aus einem sprachanalytischen Ansatz heraus betrachtet werden, welcher Aufschlüsse durch die Analyse der alltäglichen Sprache der Moral über das Wesen des moralischen Handelns gibt (vgl. Pieper 2000, S. 244).
Ethik wird demnach auch im Rahmen von Themen angewendet, die hochemotional besetzt sind. Hier kommen entsprechend ethische Aussagen zum Tragen, die Emotionen ausdrücken und sich nicht ausschließlich auf reine Fakten stützen, sondern Anspruch auf eine allgemeine Verbindlichkeit erheben (vgl. Pieper 2000, S. 248). Dieser Ansatz, der die Emotionalität als Ausdrucksform ethischer Weltanschauungen bedient, ist der Emotivismus nach Charles Stevenson und A. J. Ayer. (vgl. Panza & Potthast 2011, S. 48 - 50).

---

[3] Beide Ansätze, der utilitaristische und der vertragstheoretische nach Hobbes, sind dem teleologischen Konsequentialismus zuzuordnen (vgl. Düwell et al. 2011, S. 10).

Dies ist ein wichtiger Ansatz in Hinblick auf die Debatte um die Impfthematik. Er wird von beiden Seiten (Impfbefürwortern und Impfgegnern) gerne genutzt. Er kommt zum Teil auch in der öffentlichen Risikokommunikation (siehe hierzu auch Abbildung 1) zum Tragen. Besonders Eltern, also die Sorgeberechtigten der Impflinge, sind auf der emotionalen Ebene hochempfänglich.

## 1.3 Angewandte Ethik

Ethik kann ebenfalls unter dem Gesichtspunkt einer angewandten Wissenschaft klassifiziert werden. Die angewandte Ethik bezieht sich dabei auf die Anwendung normativer ethischer Prinzipen in einzelnen Lebens- und Handlungsbereichen. Darunter fällt zum Beispiel die Medizinethik, die Sozialethik und die Wirtschaftsethik (vgl. Pieper 2000, S. 92). Die Einteilung erfolgt aufgrund der zunehmenden Komplexität der Gesellschaften (vgl. Aßländer 2011, S. 10). Die angewandte Ethik handelt im Wesentlichen von Konflikten (Knoepffler 2009, S. 13) bzw. moralischen Dilemmata (Anm. d. Verf.).

### 1.3.1 Medizinethik

Die Medizinethik fokussiert die Tätigkeit im medizinischen Bereich in Hinblick auf Probleme mit Krankheit, Gesundheit, Leben und Tod in Zusammenhang mit den Menschenrechten bzw. der Würde des Menschen[4]( vgl. Pieper 2000, S. 93). Ein Beispiel hierfür ist der hippokratische Eid, welcher besagt, dass alle Menschen mit dem gleichen Wissen im Sinne eines Nutzens für den Patienten behandelt werden müssen (vgl. Pieper 2000, S. 35, 93). Die ärztliche Ethik als Teilbereich der Medizinethik fokussiert die ethischen Probleme im ärztlichen Tätigkeitsumfeld mit deren Zuständigkeiten (vgl. Düwell et al. 2011, S. 274).
In der Medizinethik hat sich keine ethische Theorie durchgesetzt, die ausschließlich auf einer klassischen Theorie der Moralphilosophie (wie Aristotelismus, Utilitarismus, kantische Denotologie, Diskursethik) fußt (vgl. Düwell et al. 2011, S. 275).
Im Zuge der Vielfalt ethischer Fragestellungen, die die Medizin mit sich bringt und um im Zuge einer Konfliktsituation generell anerkannte Werte, so genannte Rahmenrichtlinien, für Handlungsarten zu gewichten, werden sogenannte Ethikkommissionen ins Leben gerufen (vgl. Pieper 2000, S. 95).
Die Zentrale Ethikkommission (ZEKO) mit Sitz in Berlin beschäftigt sich mit der Wahrung ethischer Grundsätzen in Medizin und ihren Grenzgebieten. Die 12 Mitglieder (vgl. ZEKO 2012b) der Ethikkommission mit einer Amtsperiode von mindestens drei Jahren setzen sich wie folgt zusammen: fünf Vertreter der Medizin, zwei Vertreter der Philosophie oder Theologie, zwei Vertreter der Naturwissenschaften, ein Vertreter der Sozialwissenschaften und zwei Vertreter der Rechtswissenschaften (vgl. zu diesem Abschnitt ZEKO 2012a).

---

[4] Die Menschenrechte und auch die Würde des Menschen fallen unter einen begründungstheoretischen Pluralismus für universelle Werte und Normen (vgl. Knoepffler 2009, S. 29).

**1.3.2 Wirtschaftsethik**

Wirtschaftsethik als Teilgebiet der Sozialethik versucht ethische Prinzipien eines guten Lebens mit den Ansprüchen des Wirtschaftshandels (z. B. Effizienz, Nutzenwachstum, Wertsteigerung) zu verbinden (vgl. Pieper 2000, S. 98).

Unternehmensethik beinhaltet, als Teilaspekt der Wirtschaftsethik und im Kontext der gesamtgesellschaftlichen Praxis, seitens der Unternehmen eine entsprechende Berücksichtigung einer *„republikanisch-ethischen"* Mitverantwortung gegenüber dem Gemeinwohl (*„Corporate Citizenship"*) und dem Umgang mit Stakeholdern (z. B. Mitarbeitern, Kunden, Konkurrenzbetrieben) (vgl. Dürwell et al. 2011, S. 302), sowie der Reduktion von schädlichen Nebenwirkungen der Güterproduktion, als auch deren Kompensation gemäß des Verursacherprinzips (vgl. zu diesem Abschnitt Pieper 2000, S. 98). Die wissenschaftliche Theorie der Wirtschaftsethik konzentriert sich auf die Fragestellung wie sich Widersprüche zwischen Eigeninteresse und Moral auflösen lassen (vgl. Pies & Sardison 2006, S. 269).

**2. Impfthematik**

Impfen kann als ein medizinischer Eingriff an einem gesunden Körper gewertet werden (vgl. Tolzin). Jeder Mensch (und somit auch der Säugling[5] und das Kleinkind) hat grundsätzlich ein juristisches Recht auf körperliche Unversehrtheit (vgl. Grundgesetz, Artikel 2). Gleichzeitig ist es jedoch ein Menschenrecht, den höchstmöglichen Gesundheitszustand zu erhalten. Dazu zählt neben dem Zugang zu unentbehrlichen Medikamenten, auch die Impfung. Gleichzeitig ist es jedoch ein Menschenrecht den Zugang zu Forschungsergebnissen (von Impfungen und Medikamenten – Anm. d. Verf.) zu erhalten (vgl. zu diesem Abschnitt Fischer 2014).

Durch den Herdenschutz bzw. die „Herdenimmunität" (vgl. Fischer 2014, Druml 2014, Shaha 2014) hat auch derjenige, der nicht oder nicht ausreichend geimpft wurde, einen Schutz (vgl. RKI 2010, 2012a), weil der Krankheitsfall durch die Impfungsrate an sich viel seltener eintritt und es somit weniger zu Krankheitsausbrüchen durch die im Vorfeld „verimpften" Krankheitserreger kommt. So konnten beispielsweise die Pocken im Rahmen einer Impfpflicht durch das Reichsimpfgesetz 1874 vollständig ausgerottet werden. Die Verfügbarkeit von Impfungsstoffen (z. B. Priovix Tetra®) ist jedoch teilweise eingeschränkt, da die hohe Monopolisierungsrate[6] (in Bezug auf die Impfstoffe – Anm. d. Verf.) zu Lieferengpässen (vgl. Hengel 2014) führt. Dieser Umstand schränkt den Herdenschutz bzw. die „Herdenimmunität" durch Impfungen ein (vgl. zu diesem Abschnitt Fischer 2014).

---

[5] „Die Rechtsfähigkeit des Menschen beginnt mit der Vollendung der Geburt." (BGB § 1, S. 7)
[6] Eine Monopolisierung innerhalb der Pharmaindustrie wird aufgrund hoher Kosten in der F & E und einer kurzen Marktexklusivität begünstigt, da es zu zahlreichen Fusionen kommt (vgl. BPI 2011, S.16).

Auf den ersten Blick sieht es so aus, als wenn dies für einen großen individuellen und auch kollektiven Nutzen für die Gesellschaft spricht und ggf. sogar Krankheitskosten senkt. Die Impfung soll Krankheitsfälle verhindern und somit etwas zur Gesundheit und Leistungsfähigkeit beitragen. Auf den zweiten Blick gibt es jedoch auch die Angst vor möglichen Nebenwirkungen[7] oder krankheitsähnlichen Symptomen[8], als auch vor einer Erkrankung trotz Impfung[9] und / oder einer möglichen Ansteckung (vgl. zu diesem Abschnitt Shaha 2014), sowie der Angst vor möglichen Impfschäden.

## 2.1 Impfstoffarten

Impfstoffe werden meist direkt (invasiv – Anm. d. Verf.) in das Muskelgewebe („intramuskulär" – Novartis 2013) verabreicht, da diese Methode bei Impfungen sehr einfach durchführbar ist (vgl. Kraus et al. 2012). Sie können jedoch auch unter die Haut gespritzt werden, von wo sie in Körperzellen gelangen und in die Zellkerne aufgenommen werden (vgl. Hirte 2011, S. 53).

Abgeschwächte, aber noch lebende, Erreger (vgl. RKI 2013b) sind in Lebendimpfstoffen (gegen Masern, Mumps, Röteln und Windpocken) enthalten. In Totimpfstoffen (gegen Poliomyelitis, Frühsommer-Meningoenzephalitis - kurz FSME, Influenza, Hepatitis A, Keuchhusten, Haemophilus influenza Typ b – kurz Hib, Hepatitis B, Tetanus, Diphtherie) sind abgetötete Bakterien oder Viren, deren Zelloberflächen oder entgiftete Stoffe der Erreger enthalten (vgl. zu diesem Abschnitt Hirte 2011, S. 47).

Die Züchtung hierfür erfolgt auf menschlichen oder tierischen Zellen. Aufgrund der sensiblen Dosierungsanforderung für die optimale Antikörperproduktion ist bei Totimpfstoffen eine mehrmalige Anwendung notwendig. Die Totimpfstoffe werden zum Teil mit Zusatzstoffen wie Aluminium (siehe dazu Tabelle 2 im Anhang), Formaldehyd[10], Phenol, Thiozyanat, Äther oder ß-Propiolacton konserviert und mitverimpft (vgl. zu diesem Abschnitt Hirte 2011, S. 47).

Zusätzlich können weitere Konservierungsmittel in den Impfstoffen gefunden werden wie Thiomersal oder Natriumtimerfonat[11], in moderneren Impfstoffen Phenoxyethanol[12] (vgl. Hirte 2011, S. 48 f.).

Seit den 90er Jahren gibt es ausserdem Impfstoffe auf DNA-Basis. Diese Impfstoffe werden auf gentechnologischem Weg hergestellt bzw. „in körpereigenen Chromosomen eingebaut" (Dörfler et al. 1997, zitiert nach Hirte 2011, S. 54). Im Vordergrund steht dabei eine erhöhte Sicherheit durch Art der Herstellung, aber auch die Bekämpfung von Krankheiten wie Tuberkulose, Malaria, Herpes simplex, Hepatitis C, Aids und Autoimmunerkrankungen,

---

[7] „Gleichwohl ist unbestritten, dass Impfstoffe Nebenwirkungen haben." (RKI 2013b)
[8] „… treten in der Folge von Impfungen mitunter Fieber, Übelkeit o. Schläfrigkeit … auf". (RKI 2013b)
[9] „Die BCG-Impfung schützte die Kinder zwar nicht vor einer Tuberkuloseinfektion an sich …" (RKI 2013b)
[10] Formaldehyd ist in der Arbeitsmedizin als krebsverursachend bekannt (vgl. Hirte 2011, S. 48).
[11] Natriumtimerfonat und Thiomersal besteht zu ca. 50 % aus Quecksilber (vgl. Hirte 2011, S. 48).
[12] Phenoxyethanol wird in der medizinischen Literatur als nerven- und nierenschädigend bezeichnet (vgl. Hirte 2011, S. 49).

sowie Allergien, was mit konventionellen Impfstoffen nicht erreicht werden könnte (vgl. Hirte 2011, S. 54).

## 2.2 Rechtliche Situation in Deutschland

Rechtlich betrachtet ist jede Punktion (und somit auch die meisten Impfungen – Anm. d. Verf.) eine Körperverletzung, die einer Einwilligung (vgl. Universität zu Köln 2009) des Impflings oder dessen Sorgeberechtigten (Anm. d. Verf.) bedarf, bzw. einer Aufklärung über Chancen und Risiken (Informationen zur Krankheit, über den Nutzen der Impfung, Dauer und Beginn des Impfschutzes, sowie Nebenwirkungen und Komplikationen) erfordert. Diese Aufklärung kann mündlich oder in schriftlicher Form erfolgen (vgl. RKI 2012b).

Ärzte sind nicht dazu verpflichtet gegen ihre eigene Überzeugungen zu beraten. Die Wahlfreiheit und Entscheidung des Patienten ist unantastbar (vgl. Hirte 2011, S. 37). Für die Einwilligung zur Impfung bedarf es nach aktueller Rechtslage keiner Unterschrift zwecks Dokumentation, da es wie die Blutabnahme, EKG-Aufzeichnung oder Lungenfunktions-prüfung der medizinischen Routine einzuordnen ist (vgl. RKI 2009a).

Dokumentationspflichtig nach § 22 IfSG ist jedoch die Eintragung im Impfausweis mit

> *„1. Datum der Schutzimpfung, 2. Bezeichnung und Chargen-Bezeichnung des Impfstoffes, 3. Name der Krankheit, gegen die geimpft wird, 4. Name und Anschrift des impfenden Arztes sowie 5. Unterschrift des impfendes Arztes oder Bestätigung der Eintragung des Gesundheitsamtes."* (RKI 2009b)

Der Impfausweis dient als Dokument für das Geltendmachen der aus den §§ 60 bis 64 ausgewiesenen Ansprüche bei Eintritt eines Impfschadens gegenüber der Bundesrepublik Deutschland (vgl. RKI 2013a).

## 2.3 Impfzeitpunkt und Impffolgen

Die STIKO unter Berücksichtigung des Infektionsschutzgesetzes (früher: Bundes-Seuchengesetz) empfiehlt Impfungen zu einem frühst möglichen Zeitpunkt. Nach aktuellen Impfempfehlungen meist im Alter von acht Wochen (vgl. Hirte 2011, S. 58; vgl. RKI 2013d). Siehe hierzu auch Tabelle 3 im Anhang.

Durch das geringe Körpergewicht im Alter von acht Wochen ist die Konzentration von beispielsweise Aluminium, das als Zusatzstoff in Form von Aluminiumhydroxid oder Aluminiumphosphat (vgl. Hirte 2011, S. 49) mitgeimpft wird, so hoch, dass eine einzige Impfung toxikologische Wirkungen auf die genetische Programmierung der Nervenzellen hat. Aluminium kann zu neurologischen Störungen (z. B. Autismus) führen (vgl. Banerjee et al. 2004, zitiert nach Hirte 2011, S. 58). Es gab allerdings noch keine Langzeitstudien mit Menschen. Lediglich Tierversuche und Versuche mit menschlichen Zellen haben signifikant negative Auswirkungen aufgezeigt (vgl. Garry et al. 2007, zitiert nach Hirte 2011, S. 58).

## 3. Ethische Dilemmata der einzelnen Konfliktparteien

Um zu einer Lösung zu finden, muss zunächst versucht werden aus einer metaethischen Sichtweise beide Diskussionsebenen voneinander zu unterscheiden, denn

„... *keine metatheoretische Beschäftigung mit Ethik als der auf Moral reflektierenden Disziplin – kommt ohne ein zumindest implizites Unterscheidungskriterium aus, ...*" (vgl. Dürwell et al. 2011, S. 11).

### 3.1 Pharmakonzerne

Wirtschaftsethische Anwendungen können meist auf das situativ auftretende Spannungsfeld (Trade-Off) zwischen Eigeninteresse (z. B. Gewinnmaximierung, Ausbau der Marktmacht, Erhöhung des politischen Einflusses – Anm. d. Verf.) und Moral fokussiert werden. Ein Mehr an Moral geht zu Lasten des Eigeninteresses und könnte sogar zu einer Entziehung des gesellschaftlichen „licence to operate" führen, da die Stakeholder (wenn sie können, da kein Monopol vorliegt – Anm. d. Verf.) auf ein unmoralisches Verhalten mit Loyalitätsentzug reagieren. Ein Mehr an Moral führt ggf. zu einem Wettbewerbsnachteil und dem Risiko der Existenz (vgl. zu diesem Abschnitt Pies & Sardison 2006, S. 268 f.).

Laut der Pharmastudie 2020 von Price Waterhouse Coopers (PWC) steht die Pharmaindustrie aktuell unter einem extrem hohen Wettbewerbs- und Gewinnerwartungsdruck, der sich in den kommenden Jahren noch weiter verstärken wird. Gleichzeitig steht den hohen Forschungs- und Entwicklungs- (F&E)-, als auch Vertriebs- und Marketingkosten eine relativ niedrige Produktivität gegenüber (vgl. zu diesem Abschnitt PWC 2007, S. 3).

Der Bundesverband der Pharmazeutischen Industrie e. V. (BPI), der das gesamte Spektrum der nationalen und internationalen Pharmaindustrie vertritt, berichtet in einer Studie von 2011, dass den hohen F&E-Kosten nur eine kurze Marktexklusivität in einem vergleichsweise sehr langen Produktzyklus gegenübersteht (siehe dazu auch Abbildung 2 im Anhang) (vgl. BPI 2011, S. 16).

Gleichzeitig spielen bei der Preisgestaltung von Arzneimitteln Zwangsabschläge von bis zu 16% (vgl. BPI 2011, S. 51), festgelegte Margen für die Handelsstufen (Apotheken / Großhandel), Therapiegewohnheiten und Steuern (siehe dazu auch Abbildung 3 im Anhang) (vgl. BPI 2011, S. 39), als auch Zwangsrabatte (vgl. BDI 2010) eine maßgebliche Rolle. Diese Faktoren wirken somit auch auf die Pharmaökonomie bzw. Kosteneffektivität von Impfstoffen und auf das Prinzip der Nutzen- und Gewinnmaximierung.

Hinzu kommt, dass die Impfstoffentwicklungen in den frühen Phasen (die Forschungs- und Entwicklungsphase liegt zwischen acht bis zwölf Jahren (Anm. d. Verf., auch vgl. BPI 2011,

S. 17) teuer sind und nur teilweise von staatlicher Hand[13] mitfinanziert werden. Dazu zählen u. a. auch die notwendigen Studien und die Vermarktung des Impfstoffes (vgl. Deutscher Ethikrat 2014).

Die Weltgesundheitsorganisation (WHO) definiert und gibt die Pharmakovigilanz[14] vor. Die rechtliche Verpflichtung ergibt sich aus dem deutschen Arzneimittelgesetz (AMG):

> „... *verpflichtet den Inhaber einer Zulassung* (hier: ein Pharmaunternehmen – Anm. d. Verf.) *jeden ihm bekannt gewordenen Verdachtsfall einer schwerwiegenden Nebenwirkung ... zu erfassen und der zuständigen Bundesoberbehörde unverzüglich ... mitzuteilen."* (§ 63c, zit. durch BPI 2011, S. 28).

Somit unterliegen die Pharmaunternehmen neben eigenen Forschungsaktivitäten auch politischen Entwicklungen (aufgrund der Erhebung der Zwangsrabatte, welche sich aus den Regelungen zum gesetzlichen Gesundheitssystem ergeben).

### 3.1.1 Robert Koch-Institut und STIKO

Im Robert Koch-Institut in Berlin sitzt das Gremium, die STIKO, das für die Impfempfehlungen der Bundesrepublik Deutschland zuständig ist. Das Robert Koch-Institut (RKI) ist als Bundesinstitut im Geschäftsbereich des Bundesministeriums für Gesundheit (BMG) (vgl. RKI 2012c), welches es auch berät, angesiedelt und somit eine zentrale Einrichtung der Bundesregierung.

Es dient der Überwachung von Krankheiten und ist auch für deren Prävention zuständig. Zusätzlich ist es auf dem Gebiet der anwendungs- und maßnahmenorientierten biomedizinischen Forschung tätig und berät und informiert die Fachöffentlichkeit, als auch die breite Öffentlichkeit (vgl. zu diesem Abschnitt RKI 2013c).

Die STIKO setzt sich derzeit aus 17 Mitgliedern zusammen (vgl. RKI 2014), die vom BMG berufen werden. 12 der 17 Mitglieder melden aktuell Interessenskonflikte an (siehe Tabelle 5 im Anhang). Meistens geht dies auf Tätigkeiten in Bezug auf Vorträge zu Impfthemen und / oder infektiologischen Themen zurück, die zwar ohne direkten Produktbezug gehalten werden, jedoch unter den Aspekt der

> „*Vorträge auf Fortbildungs- oder sonstigen Veranstaltungen auf Einladung, im Auftrag von oder finanziert durch Unternehmen, die Impfstoffe oder Mittel der spezifischen Prophylaxe entwickeln, herstellen oder vertreiben, oder Vorträge zu einem Impfstoff oder Mittel der spezifischen Prophylaxe"* (RKI 2014)

fallen und somit einem Interessenskonflikt unterliegen, da z. B. Reisekosten oder Honorare (zum Teil) durch Impfstoffhersteller gesponsert werden. Es wird nicht näher angegeben

---

[13] Die erstattungspolitischen Rahmenbedingungen sind in Europa zwar weitgehend zentral geregelt, aber die Erstattungspolitik ist Sache der Nationalstaaten (vgl. BPI 2011, S. 17).
[14] Pharmakovigilanz ist die Wissenschaft und die Aktivitäten, die darauf abzielen unerwünschte Arzneimittelwirkungen (Nebenwirkungen oder andere Arzneimittelrisiken) zu definieren, zu bewerten, zu verstehen und zu verhindern (vgl. BPI 2011, S. 28).

welche Impfstoffhersteller bzw. Pharmaunternehmen als Sponsoren auftreten, in anderen Zusammenhängen – z. B. in Hinblick auf Studien – die ebenfalls unter den Aspekt eines Interessenskonfliktes fallen, werden GlaxoSmithKline (GSK) und Sanofi Pasteur MSD (SPMSD) als Geldgeber aufgeführt.

### 3.1.2 Paul-Ehrlich-Institut

Als zuständige Bundesoberbehörde für die Prüfung und Zulassung von Medikamenten - und im Besonderen von Impfstoffen - ist das Paul-Ehrlich-Institut (PEI) in Langen zuständig (vgl. BPI 2011, S. 28). Das PEI gehört zum Geschäftsbereich des Bundesministeriums für Gesundheit und erfasst alle Daten hinsichtlich der Wirkweise der Medikamente und deren Nebenwirkungen (PEI 2009).

### 3.2 Haus- und Kinderärzte

Der Zuständigkeitsbereich zwischen ärztlicher und moralischer Ethik ist de facto selten trennscharf abgegrenzt (vgl. Dürwell et al. 2011, S. 274). Daher empfiehlt Hirte (2011) bei einer abweichenden Wahl zu den Impfempfehlungen der STIKO, dass sich dies der Arzt von den Sorgeberechtigten dokumentieren lassen sollte, um ggf. späteren rechtlichen Problemen hinsichtlich der Impfaufklärung vorzubeugen (vgl. Hirte, 2011, S. 37).

Zusätzlich sind die Ärzte, vornehmlich die Haus- und Kinderärzte, zunehmend mit der Fragestellung konfrontiert, welchen moralischen Status das Kind einnimmt und inwieweit das heutige Kind (d. h. zum aktuellen Zeitpunkt der Behandlungs- oder Beratungssituation) oder aber der zukünftige Erwachsene (mit einer vorgezogenen Ergebniserwartung) als moralisches Subjekt betrachtet und somit behandelt / beraten wird (vgl. Wiesemann 2014).

Am 11. März 2014 tagte die Ethikkommission in Berlin im Rahmen des zweiten Treffens der deutschsprachigen Bioethikkommission zu den Themen zum Kindeswohl, zur Impfthematik sowie zu Biobanken und zu personalisierter Medizin (vgl. Deutscher Ethikrat 2014). Die Tatsache, dass sich gleich drei Länder (Deutschland, Österreich und die Schweiz) mit ihren verschieden ethnischen Volksgruppen für eine kulturübergreifende ethische Diskussion zusammengefunden haben, spricht gegen die Verwendung der Unterschiedlichkeits- und Abhängigkeitstheorie in einem kulturrelativistischen[15] Sinne.

Es wurde u. a. ein utilitaristischer Ansatz verfolgt, da von einer Handlungsweise ausgegangen wird, die für die Mehrheit der Bevölkerung einen Mehrwert hervorbringen soll (vgl. Panza & Potthast 2011, S. 44). Neben dem utilitaristischen Ansatz sind weitere ethische Erklärungsansätze wie die Soziobiologie oder die evolutionäre Ethik, der Kantianismus bzw.

---

[15] Eine Kulturrelativismus liegt vor, wenn die ethische Handlungsweise von kulturellen Konventionen beeinflusst ist (vgl. Panza & Potthast 2011, S. 42).

das deontologisches Ethikkonzept und der Altruismus[16] in der Diskussion heran gezogen worden (vgl. Shaha 2014). Siehe hierzu auch Tabelle 4 im Anhang.

Der deontologische Ansatz stellt das Impfen zunächst einmal als grundsätzlich gut dar. Die evolutionäre Ethik bezog sich vor allem auf die Frage, ob und wie der Vergleich des Nutzens des einzelnen gegenüber des Nutzens einer ganzen Gruppe, auch unter dem Aspekt des Schutzes des eigenen Erbgutes bzw. einer „egoistischen" Nutzenmaximierung (z. B. durch eine einzelne „Schutzimpfungen") bewertet werden sollte. Von einem altruistischen Standpunkt betrachtet, wurde über den Herdenschutz, vom einzelnen auf das Kollektiv übergegangen, und der Gesamtnutzen unter Anbetracht einer „Uneigennützigkeit" des einzelnen diskutiert.

Das ethische Dilemmata, das sich zusammenfassend darstellt, besteht aus zwei Polen, die sich einschränken bzw. gegenseitig aushebeln können: Das kollektive Interesse des Gesundheitssystems (Krankheiten, die eliminiert und weltweit ausgerottet werden können oder die sehr teure Behandlungskosten hervorrufen) und das individuelle Recht des Einzelnen auf freie Entscheidung (z. B. in Hinblick auf die individuelle Risikoabwägung, d. h. Nebenwirkungen, Impfschäden).

### 3.3 Impflinge und Sorgeberechtigte

Aus der Warte der Impflinge und Sorgeberechtigten trifft hier die ethische Beschäftigung mit der Fragestellung des Impfens vor allem die Individualethik - mit Hinblick auf das nahe Umfeld - und die Sozialethik – mit Hinblick auf die Rechten und Pflichten des einzelnen gegenüber der größeren Gemeinschaft (vgl. Dürwell et al. 2011, S. 517; Pieper 2000,S. 97); Stichwort: „Herdenimmunität" (Anm. d. Verf.) – zu (vgl. zu diesem Abschnitt Andersen 2005, S. 10).

Ein weiterer ethischer Ansatz in Hinblick auf die Impflinge von Seiten der Sorgeberechtigten ist der Emotivismus. Es geht dabei vorrangig um Gefühle, als bloß um Fakten (vgl. Panza & Potthast 2011, S. 48). Da ist zum einen das Verantwortungsgefühl gegenüber der Gesellschaft und zum anderen das negative Gefühl der Angst vor den Konsequenzen einer Fehlentscheidung, da eine Impfung kein Garantie (vgl. Shaha 2014), d. h. kein 100%iges Versprechen für eine Nichterkrankung trotz der Impfung ist (vgl. RKI 2013b).

Bei den Sorgeberechtigten stellt sich zudem die Frage nach der privaten Autonomie der Eltern (vgl. Shaha, 2014), dem Status der Impflinge in Hinblick auf das allgemeine Kindswohls[17].

---

[16] Im Sinne eines Wohlwollens, der Sympathie, Kooperationsbereitschaft in Zusammenhang mit der evolutionären Ethik (vgl. Düwell et al.2011, S. 347).
[17] Nach dem schweizerischen und deutschen Recht ist das allgemeine Kindswohl als Begriff rechtlich nicht genau definiert (vgl. Tag 2014).

## 4. Kritische Würdigung und Lösungsvorschläge

Faktisch steht, metaethisch betrachtet, bei der Fragestellung mit den involvierten Konfliktparteien das allgemeine Wohl der Gesellschaft im Sinne eines utilitaristischen Ansatzes dem Eigeninteresse, sowie der Selbstbestimmung des Individuums gegenüber.

Nun, gilt es jedoch für eine passende Lösungsfindung zu bedenken, dass bereits innerhalb der ethischen Betrachtung bereits partiell Uneinigkeit darüber besteht, wie die Lösung überhaupt zu definieren ist und die entsprechende Aufgabe der normativen Ethik formuliert werden müsste (vgl. Dürwell et al. 2011, S. 11). Daher wird im Folgenden für die Konfliktparteien aus ihrer Warte heraus ein möglicher Lösungsvorschlag betrachtet.

### 4.1 Aus wirtschaftsethischer Sicht für die Pharmakonzerne

Den Konflikt zwischen Eigeninteresse und Allgemeinwohl wird in Bezug auf die Pharmaindustrie versucht durch Wirtschaftsethik als eine ökonomische Theorie der Moral (vgl. Pies & Sardison, S. 272) und durch die Ordnungsethik[18] (vgl. Düwell et al. 2011, S. 301) zu lösen.

Aus einem wirtschaftsethischen Ansatz heraus könnte man einen Perspektivenwechsel („orthogonale Positionierung" um 90°) für die Richtung vollziehen, in der Lösungen gesucht werden (vgl. Pies & Sardison 2006, S. 270):

> „Wenn das Problem nicht länger darin gesehen wird, wie stark das Eigeninteresse
> wirtschaftlicher Akteure – d. h. der im Wettbewerb stehenden Individuen und
> Organisationen – ausgeprägt ist, dann ist die Lösung auch nicht länger davon zu
> erwarten, dass es gelingen möge, Umstände herbeizuführen, unter denen just dieses
> Eigeninteresse schwächer ausgeprägt ist." (Pies & Sardison 2006, S. 270)

Dies wird möglich, wenn situativ das moralische Anliegen zum Eigeninteresse (z. B. die sozialverträgliche Ausrichtung eines wettbewerblich forcierten Eigeninteresses) wird (vgl. Pies & Saridson 2006, S. 271). Es geht jedoch auch um eine Besserung der Regelinteressen für die individuelle und kollektive Selbstbindung zwecks Verminderung oder Vermeidung von Situationen mit kollektiver Selbstschädigung (vgl. Pies & Saridson 2006, S. 278 f.) In Zuge dessen können von Unternehmen freiwillige Selbstverpflichtungen in Unternehmens- (Anm. d. Verf.) bzw. Verhaltenskodizes festgehalten werden (vgl. Pies & Saridson 2006, S. 281).

Eine allgemeingültige Rahmenordnung (vgl. Pies & Saridson 2006, S. 282) wurde weltweit noch nicht durchgesetzt, auf die zurückgegriffen werden könnte. Diese könnte jedoch beispielsweise den global agierenden Unternehmen Schlupflöcher stopfen, die diese nutzen, um die nationalen Rahmenbedingungen zu umgehen (vgl. Kriesel et. al. 2008, S. 24). Daher

---

[18] In Hinblick auf die Zwangsrabatte, die wiederrum den Bürgern zugutekommen, da sie Medikamente bzw. auch Impfstoffe kostengünstiger für die Bürger machen.

setzen Unternehmen im internationalen Bereich auf neue Formen und Verfahren kollektiver Selbstbindung (vgl. Pies & Saridson 2006, S. 283).

Es gilt jedoch zu bedenken, dass aus moralischer Sicht, besonders eine Etablierung sozialer Dilemmata Sinn machen kann. Dies kann dann der Fall sein, *„wenn eine Gruppe von Akteuren daran gehindert werden soll, zu Lasten betroffener Dritter[19] miteinander zu kooperieren."* (Pies & Saridson 2006, S. 288).

Hinsichtlich dieses Aspektes und in Anbetracht der Pharmakoökonomie bzw. Kosteneffektivität (und somit im Sinne eines möglichen Lösungsansatzes – Anm. d. Verf.) sind Impfungen nur dann eine kosteneffektive Methode, wenn sie auch den ethischen Kriterien (die sich zum Beispiel anhand der Diskussionen im Zuge der medizinischen Ethikkommission ergeben – Anm. d. Verf.) standhalten (vgl. Fischer 2014).

**4.2 Aus medizinethischer Sicht für die Ärzte und aus Sicht der Individual- und Sozialethik für die Impflinge und Sorgeberechtigten**

Die ethische Dilemmata Situation (das heutige Kind vs. der künftige Erwachsene), mit der sich bereits die Ärzte konfrontiert sehen, wird bei den Sorgeberechtigten, um die Frage der einerseits privaten Autonomie der Eltern in Konfrontation mit dem öffentlichen Wohl (Public Health), um eine hedonistischen Diskontierung (privater Nutzen und individuelle Risikoerwartung) erweitert.

Hier könnte man Kants kategorischen Imperativ heranziehen, der der deontologischen Moralphilosophie zuzuordnen ist (vgl. Düwell et al. S. 10). Er gibt eine Art Test für moralisches Verhalten vor. Doch scheint dies in konkreten Konflikten zu Lösungen zu führen, die von den meisten abgelehnt werden (vgl. zu diesem Abschnitt Knoepffler 2009, S. 42). Diese Ablehnung erfolgt, weil er zu absolut ist und damit zu wenig Flexibilität bietet.

Ein weiterer Ansatz, der keine moralische Norm ist, sondern als Maßstab von moralischen Normen fungiert (und somit auch als eine Art Test für moralisches Verhalten herangezogen werden könnte – Anm. d. Verf.), der auf die Bibel zurückgeht, ist: die „goldene Regel".[20] Sie folgt dem Prinzip des universellen Präskriptivismus (vgl. Dürwell et al. 2011, S. 12). Die goldene Regel ist jedoch nur bei einem „normalen", nicht fanatischen, moralischem Verhalten anwendbar (vgl. zu diesem Abschnitt Pieper 2000, S. 40).

Da nun aber gerade die Thematik des Impfens hochemotional (siehe dazu Kap. 1.2.5) ist, zeichnen sich einige Meinungsbilder recht stark ab und beinhalten zum Teil fanatische, moralische Verhaltensansätze.

---

[19] Zum Beispiel im Fall von Korruption und Kartellbildung (vgl. Pies & Sardison 2006, S. 288).
[20] Die goldene Regel besagt: "Was du nicht willst, das man dir tut, das füg' auch keinem anderen zu." (Vgl. Dürwell et al. 2011, S. 12; Pieper 2000, S. 409).

Wenn man vom Emotivismus absieht, ist vom Ansatz der Diskursethik nach Habermas zwischen den Menschen als Vernunftswesen grundsätzlich eine Verständigung möglich (Knoepffler 2009, S. 41). Habermas räumt zwar ein, dass faktisch getroffene Entscheidungen infrage gestellt werden können, aber er ist auch davon überzeugt,

> *„dass mündige und damit vernünftige Subjekte in einem herrschaftsfreien Diskurs diejenigen Normen finden werden, die alle Betroffenen einschließlich der damit verbundenen Folgen akzeptieren können."* (Knoepffler 2009, S. 42)

Es gilt jedoch zu bedenken, dass selbst in einem herrschaftsfreien Diskurs nicht ausgeschlossen werden, dass gemeinsame Entscheidungen gefällt werden, die nicht für alle lebensdienlich sind (vgl. Knoepffler 2009, S. 43).

Mit Hinblick auf eine mögliche, anwendungsbezogene Spezifikation der Lösung könnte man aus den beschriebenen ethischen Hintergründen auf einen vertragstheoretischen Ansatz setzen, der, um ein friedvolles und nachhaltiges Zusammenleben zu ermöglichen, die individuellen und kollektiven Interessen ausreichend gegeneinander abwägt.


## 5. Eigenes Fazit

Es gilt bei den bisher vorgestellten Lösungsansätzen zu bedenken, dass

> *„angesichts weitgehender Spielräume der Verfolgung von Partikularinteressen und zunehmenden Pluralisierung[21] der Vorstellungen vom Guten einen Weg zu finden, wie die daraus entstehenden Interessen- und Wertungskonflikte auf moralisch legitime Weise geregelt werden können"* (Dürwell et. al 2011, S. 10),

ein universalistischer Ansatz benötigt wird. Dieser Ansatz ist unabhängig von einer Konzeption des „Guten" (vgl. Dürwell et al. 2011, S. 10).

Es stellt sich also nicht die Frage, ob ein Impfen von Säuglingen und Kleinkindern als „gut" oder „schlecht" zu bewerten ist. Es geht um die Substanz, um die Tatsache, dass Handlungen im Leben anderer Menschen Wirkungen haben (vgl. dazu Andersen 2005, S. 245).

Eine Impfung ist ein medizinischer Eingriff an einem gesunden Körper. Es gibt bislang zu wenig Wissen und zu wenig Informationen über die langfristigen Auswirkungen mittels Studien[22] von Impfungen und keine neutrale Kommunikation hinsichtlich von der STIKO oder von anderen Behörden, die unvoreingenommen auf einer fundierte Meinungsbildung, rein

---

[21] Pluralisierung bedeutet hier, dass es eine Vielzahl verschiedener Lebensauffassungen (wie Humanismus, Sozialismus, Naturalismus, usw.) gibt (vgl. Andersen 2005, S. 4).
[22] Aus ethischer Sicht sind die dazu notwendigen Placebo kontrollierten Doppelblindstudien nicht möglich, da hierbei den Placebo-Geimpften der Impfschutz vorenthalten würde (vgl. Tolzin).

auf Faktenwissen beruhen. Das macht eine wissenschaftliche Beurteilung ungleich schwerer.

Aus einer universalistischen Sichtweise geht es darum, sich in die Lage der Säuglinge und Kleinkinder zu versetzen, wenn es um die Handlung der Impfung und dessen Nutzenstiftung geht. Gleichzeitig ist der größten Grad an Präferenzerfüllung für alle Betroffenen in Form eines Präferenzutilitarismus zu erreichen. Dieser wird durch Größen wie Lust und Glück definiert (vgl. dazu auch Andersen 2005, S. 245).

Da nun Säuglinge und Kleinkinder nachweislich beim Verabreichen einer Impfung (und auch teilweise aufgrund der Impfung selbst zu einem späteren Zeitpunkt) weinen und im Zuge der Entwicklung im Rahmen ihres „noch" restriktiv ausgeprägten Ausdruckvermögens nur lachen oder weinen können, um ihren Gefühlszustand oder einer Gesinnung Ausdruck zu verleihen, ist davon auszugehen, dass die Impfung in erster Linie keine Lust- oder Glücksempfinden stiftet. Dieses Empfinden, als auch Meinung wird von vielen Eltern bzw. Sorgeberechtigten geteilt. Sie leiden mit ihren Kindern.

Wenn nun ein Präferenzutilitarismus voraussetzt, dass ein größter Nutzen an Präferenzerfüllung für alle Betroffenen erreicht werden soll und in Anbetracht dessen, dass die Impflinge im Säuglings- und Kleinkindalter und sogar ihre Sorgeberechtigten leiden, kann eine Impfung im Säuglings- und Kleinkindalter nur als das Gegenteil von Nutzen, nämlich als Schaden, für eine Gesellschaft gewertet werden.

Abschließend sei noch zu sagen: Ethik soll Wege weisen,

„wie der einzelne unter anderen Individuen und in der Gemeinschaft mit ihnen er selbst werden bzw. sein kann." (Pieper 2000, S. 16)

Sie leitet also den Handelnden dazu an, einen moralischen Willen ohne Ausführungszwang (folglich auch ohne Impfzwang – Anm. d. Verf.), zu bestimmen (vgl. Pieper 2000, S. 116). Eine kognitiv normative Ethik ermöglicht es, Normen aufzustellen, aber auch eine freie Entscheidung zu treffen, diese Normen zu befolgen (vgl. Knoepffler 2009, S. 21 f.) oder sogar widermoralisch zu handeln (vgl. Pieper 2000, S. 116). Dies gilt es demnach zusätzlich bei einer möglichen Anwendung des vertragstheoretischen Ansatzes zu bedenken.

## IV. Anhang

| Telelogisches Ethikkonzept | Deontologisches Ethikkonzept |
|---|---|
| Handlung ist von Anfang bis Ende als gut zu bewerten. Es werden dabei auch alle Handlungsfolgen berücksichtigt und bewertet. Es kommt niemand zu schaden bzw. Gesellschaft steht nach der Handlung (mit Kenntnis der Folgen) insgesamt besser da. | Handlung ist intrinsisch (aus sich heraus) als gut zu bewerten. Es werden dabei keine Handlungsfolgen berücksichtigt. Die gute Intension rechtfertigt auch negative Handlungsfolgen. Handlung kann aber auch im Vorfeld bereits als intrinsisch schlecht bewertet werden, da moralische Normen primär sind. |

**Tabelle 1**: Telelogisches und Deontologisches Ethikkonzept (Eigene Darstellung in Anlehnung an Küpper 2011, S. 21)

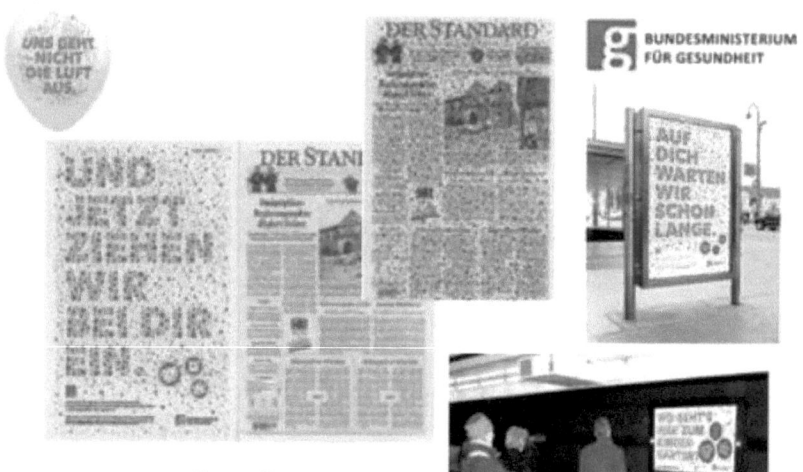

**Abbildung 1**: Auszüge aus der Werbekampagne des österreichischen Bundesministeriums für Gesundheit in Hinblick auf die MMR-Impfung (Druml 2014, S. 30)

| Impfstoff | Teta-nus | Diph-therie | Po-lio | HIB | Hep. B | Pneumo-kokken | Meningo-kokken | Keuch-husten | Alum-inium-gehalt (mg) |
|---|---|---|---|---|---|---|---|---|---|
| Tetanol pur | X | | | | | | | | 0,5 |
| IPV Mérieux | | | X | | | | | | 0,0 |
| ACT-Hib | | | | X | | | | | 0,0 |
| Prevenar 13 | | | | | | X | | | 0,13 |
| Meningitec | | | | | | | X | | 0,125 |
| Infanrix | X | X | | | | | | X | 0,5 |
| Tetravac | X | X | X | | | | | X | 0,3 |
| Infanrix-IPV+Hib | X | X | X | X | | | | X | 0,5 |
| Pentavac | X | X | X | X | | | | X | 0,3 |
| Hexyon | X | X | X | X | X | | | X | 0,6 |
| InfanrixHexa | X | X | X | X | X | | | | 0,8 |
| Td-rix | X | X | | | | | | | 0,35 |
| Td-pur | X | X | | | | | | | 0,5 |
| Revaxis | X | X | X | | | | | | 0,35 |
| Covaxis | X | X | | | | | | X | 0,33 |
| Boostrix | X | X | | | | | | X | 0,5 |
| Repevax | X | X | X | | | | | X | 0,33 |
| Boostrix Polio | X | X | X | | | | | X | 0,5 |

**Tabelle 2**: Impfstoffe (Totimpfstoffe) mit Aluminiumgehalt (Eigene Darstellung in Anlehnung an Hirte, 2011, S. 437)

| Impfungen – Bezeichnung | | Alter in Monaten | | Alter in Jahren | | |
|---|---|---|---|---|---|---|
| | | 2 - 10 | 11-14 | 1 | 2-4 | 5-6 |
| Diphtherie | | X | X | | | X |
| Tetanus | | X | X | | | X |
| Keuchhusten | | X | X | | | X |
| Haemophilus influenzae Typ b | (HIB) | X | X | | | |
| Hepatitis B | | X | X | | | |
| Kinderlähmung | (Polio) | X | X | | | |
| Pneumokokken | | X | X | | | |
| Windpocken | | | X | | | |
| Meningokokken | | | X (ab 13. Monat) | | | |
| Masern | | | | X | X | X |
| Mumps | | | | X | X | X |
| Röteln | | | | X | X | X |
| Rotaviren | | X | | | | |

**Tabelle 3**: Impfempfehlungen für Säuglinge und Kinder in Anlehnung an die STIKO (Eigene Darstellung)

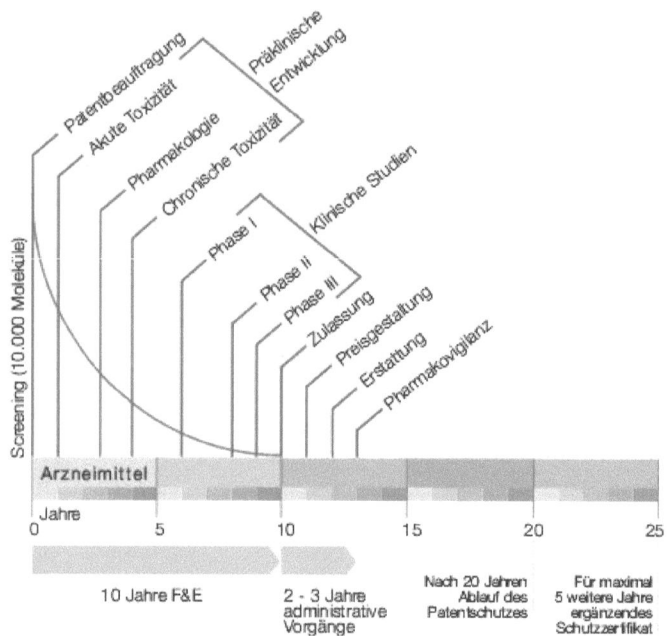

**Abbildung 2**: Phasen des Arzneimittelforschungs- und -entwicklungsprozesses in der EU
(BPI 2011, S. 16)

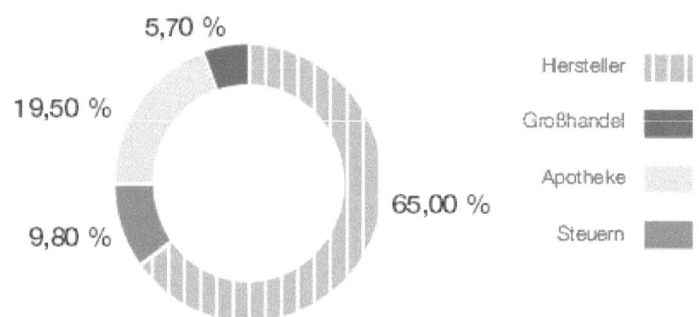

Die Werte stellen einen ungewichteten Mittelwert für Europa dar.

Eigene Darstellung des BPI basierend auf EFPIA 2012.

**Abbildung 3**: Struktur Arzneimittelpreise in Europa (Stand: 2010) auf Basis des
Apothekenverkaufspreises ( BPI 2011, S. 40).

| Frage | Ethischer Erklärungsansatz |
|---|---|
| 1. In Bezug auf die „vaccine effectivness" und „numbers to treat": Wie viele Menschen müssen geimpft werden, um einen Krankheits- und oder Todesfall zu verhindern? | Teleologisches Ethikkonzept, Utilarismus |
| 2. Wie viele Menschen müssen geimpft werden bis ein Impfschaden eintritt? | Altruismus, evolutionäre Ethik, Teleologisches Ethikkonzept |
| 3. Welchen Anteil (Kausalität) hat die Impfung an der Morbiditäts- und/oder Mortalitätssenkung? | Teleologisches Ethikkonzept, Utilarismus |
| 4. Kann die Erkrankung in der Bevölkerung durch Erreichen der Herdenimmunität regional eliminiert oder weltweit ausgerottet werden? | Altruismus, evolutionäre Ethik, Utilarismus |
| 5. Welches Ziel hat die Impfung? | Altruismus, evolutionäre Ethik, deontologisches Ethikkonzept, Utilarismus |
| 6. In Bezug auf die Kosteneffektivität und Pharmakoökonomie: Wie hoch ist der Preis der Impfung im Vergleich zum Nutzen der (einzelnen) Impfung für den einzelnen / für die Bevölkerung? | Altruismus, evolutionäre Ethik |

**Tabelle 4**: Wesentliche Fragen und ethische Erklärungsansätze der zentralen Ehtikkommission in Bezug auf das Impfen (Eigene Darstellung in Anlehnung an Fischer und Shaha 2014)

| Name | Institutszugehörigkeit | STIKO-Tätigkeit | Selbstauskunft |
|---|---|---|---|
| Prof. Dr. Hilke Bertelsmann | Lehrstuhl Gesundheitswissenschaften, Fachhochschule der Diakonie | Mitglied seit 2011; Mitglied der Arbeitsgruppe Methoden | Kein Ausweis an Interessenskonflikten |
| Prof. Dr. Christian Bogdan | Mikrobiologisches Institut – Klinische Mikrobiologie, Immunologie und Hygiene, Universitätsklinikum Erlangen, Friedrich-Alexander-Universität | Mitglied seit 2011; Mitglied der Arbeitsgruppen Pneumokokken und Meningokokken | Vorträge zu Impfthemen / infektiologischen Themen ohne Produktbezug (Honorare nicht durch Impfstoffhersteller (re)finanziert) |
| Prof. Dr. med. Edeltraut Garbe, M.Sc. | Universität Bremen, BIPS-Institut für Epidemiologie und Präventionsforschung | Mitglied seit 2011; Mitglied der Arbeitsgruppe Methodik | Mitglied European Advisory Board on Patient Safety zu Fragen der Arneimittelsicherheit 2008 – 2009 (Novartis) Durchführung von bzw. Mitwirkung an epidemiologischen Studien im Bereich Schutzimpfungen oder spezifische Prophylaxe: Studie |

| Name | Institutszugehörigkeit | STIKO-Tätigkeit | Selbstauskunft |
|---|---|---|---|
| | | | zu Risiko von Fieberkrämpfen nach MMRV-Impfung seit 2010, Studienleiterin (finanzielle Unterstützung durch GSK); Inzidenz von Anogenitalwarzen und Bestimmung von HPV-Impfquoten seit 2009, Studienleiterin (finanzielle Unterstützung durch SPMSD) |
| Prof. Dr. Ulrich Heininger | Pädiatrische Infektiologie und Vakzionlogie, Universitäts- und Kinderspital beider Basel, UKBB | Mitglied seit 2011, Mitglied der Arbeitsgruppe Methodik und der Arbeitsgruppe Meningokokken B | COPE (Consensus on Pertussis in Europe) seit 2008 (GSK, Belgien), Expertenteam Independent Data Monitoring, Varizellen-Verdachtsfälle 2009 (Watermark, USA; GSK); Pneumokokken-Impfung in Deutschland, Pressekonferenz 2007 (Wyeth), Aktuelle STIKO-Empfehlungen, Pressekonferenz 2010 (Pfizer), Veröffentlichungen zu Impfthemen in Büchern /elektronischen Medien (CD, Internet) |
| Prof. Dr. Hartmut Hengel | Albert-Ludwig-Universität Freiburg, Institut für Virologie | Mitglied seit 2007, Mitglied der Arbeitsgruppe Varizella-Zoster-Virus und der Arbeitsgruppe Rotavirus | Mitglied im Wissenschaftlichen Beitrat der Arbeitsgemeinschaft Masern und Varizellen (AGMV[23]) seit 2005. |
| Prof. Dr. Eva Hummers-Pradier | Abteilung Allgemeinmedizin, Dept. of General Practice / Family Medicine, Universitätsmedizin Göttingen | Mitglied seit 2011, Mitglied der Arbeitsgruppe Methodik und der Arbeitsgruppe Pneumokokken | Vorträge zu allgemeinmedizinischen Themen ohne Produktbezug (Reisekosten zum Teil durch Impfstoffhersteller (re)finanziert). |
| Prof. Dr. Stefanie J. Klug, MPH | Tumorepidemiologie, Universitäts KrebsCentrum, Universitätsklinikum Dresden | Mitglied seit 2011, Mitglied der Arbeitsgruppe HPV und Arbeitsgruppe Methoden | Wissenschaftliche Vorträge zu Impfthemen/infektiologischen Themen ohne Produktbezug (unentgeltlich). |
| **Name** | **Institutszugehörigkeit** | **STIKO-Tätigkeit** | **Selbstauskunft** |
| Prof. Dr. | Abteilung für | Mitglied seit | Durchführung von bzw. |

---

[23] „Die AGMV (www.agmv.de) ist eine gemeinsame Initiative des Robert Koch-Instituts und der Firmen GSK und SPMSD" (www.rki.de).

| Name | Institutszugehörigkeit | STIKO-Tätigkeit | Selbstauskunft |
|---|---|---|---|
| Rüdiger von Kries | Epidemiologie im Kindes- und Jugendalter, Institut für Soziale Pädiatrie und Jugendmedizin der Ludwig-Maximilians-Universität | 1998, Mitglied der Arbeitsgruppe Methodik, der Arbeitsgruppe Pneumokokken, der Arbeitsgruppe Grundimmunisierung 2+1 versus 3+1 | Mitwirkung an epidemiologischen Studien im Bereich Schutzimpfungen oder spezifische Prophylaxe: Epidemiologie systematischer Pneumokokken-Erkrankungen im Kindesalter seit 1995, Studienleiter (Wyeth); Studienleiter (GSK und SPMSD) Verbesserung der MenC-Durchimpfungsraten durch Elterninformation 2009 – 2011, Studienleiter (Baxter); Vorträge zu Impfthemen ohne Produktbezug (Honorare/ Reisekosten zum Teil durch Impfstoffhersteller (re)finanziert); Veröffentlichungen zu Impfthemen in Fachzeitschriften / Büchern (Honorare zum Teil durch Impfstoffhersteller (re)finanziert). |
| Dr. Thomas Ledig | Hausarzt in Gemeinschaftspraxis und wissenschaftlicher Angestellter und Lehrkoordinator an der Abteilung Allgemeinmedizin und Versorgungsforschung, Universität Heidelberg | Mitglied seit 2011, Mitglied der Arbeitsgruppe Varizella-Zoster-Virus, der Arbeitsgruppe Influenza, der Arbeitsgruppe Pneumokokken | Vorträge zu Impfthemen / infektiologischen Themen ohne Produktbezug (unentgeltlich) |
| Dr. Jan Leidel | im Ruhestand seit 2009 | Mitglied seit 1993, Arbeitsschwerpunkte in der Impfprävention | Vorträge zu Impfthemen ohne Produktbezug (Honorare/ Reisekosten zum Teil durch Impfstoffhersteller (re)finanziert) |
| Dr. Martina Lidmann | Landesamt für Gesundheit und Soziales | Mitglied seit März 2014 Mitglied der Arbeitsgruppe Masern Mumps Röteln | Vorträge zu Impfthemen ohne Produktbezug (Honorare zum Teil durch Impfstoffhersteller (re)finanziert). |
| **Name** | **Institutszugehörigkeit** | **STIKO-Tätigkeit** | **Selbstauskunft** |
| Prof. Dr. Thomas Mertens | Institut für Virologie, Universitätsklinikum Ulm | Mitglied seit 2004, Mitglied der Arbeitsgruppe Rotavirus, der Arbeitsgruppe VZV, der Arbeitsgruppe Influenza | Vorträge zu virologischen / infektiologischen Themen ohne Produktbezug (Honorare nicht durch Impfstoffhersteller (re)finanziert) |

| Name | Institutszugehörig keit | STIKO-Tätigkeit | Selbstauskunft |
|---|---|---|---|
| Dr. Hanna Oppermann | Landesamt für Verbraucherschutz Sachsen-Anhalt, Fachbereich Hygiene | Mitglied seit 2007, Mitglied der Arbeitsgruppe Rotavirus, der Arbeitsgruppe Meningokokken B | Moderationen und Vorträge zu Impfthemen ohne Produktbezug (Honorare zum Teil durch Impfstoffhersteller (re)finanziert) |
| Dr. Marianne van der Sande | Epidemiology and Surveillance Unit, RIVM – Centre Infectious Disease Control; Julius Center for Health Sciences and Primary Care, University Medical Center Utrecht | Mitglied seit 2011, Mitglied der Arbeitsgruppe Methoden, der Arbeitsgruppe HPV | Durchführung von bzw. Mitwirkung an Klinischen Studien zu Impfstoffen oder Mitteln der spezifischen Prophylaxe; Randomisierte kontrollierte Studie zum Nutzen von Oseltamivir als PEP in Pflegeheimen in den Niederlanden seit 2009 (Studie finanziert durch öffentliche Mittel, Medikamenten- und Placebo-Bereitstellung durch die Firma Roche) |
| Dr. Martin Terhardt | Kinder- und jugendmedizinische Praxis | Mitglied seit 2011, Mitglied der Arbeitsgruppe HPV, der Arbeitsgruppe Influenza, der Arbeitsgruppe Grundimmunisierung 2+1 versus 3+1 | Vorträge zu Impfthemen ohne Produktbezug (Honorare zum Teil durch Impfstoffhersteller (re)finanziert) |
| Prof. Dr. Dr. med. Sabine Wicker | Klinikum der Johann Wolfgang Goethe-Universität, Betriebsärztlicher Dienst | Mitglied seit 2011, Mitglied der Arbeitsgruppe Influenza | Vorträge zu Impfthemen ohne Produktbezug (Honorare zum Teil durch Impfstoffhersteller (re)finanziert) |
| Name | Institutszugehörig keit | STIKO-Tätigkeit | Selbstauskunft |
| Prof. Dr. Fred Zepp | Universitätsmedizin der Johannes Gutenberg-Universität Mainz | Mitglied seit 1998, Mitglied der Arbeitsgruppe Grundimmunisierung 2+1 versus 3+1 (hexavalent + PVC – als Experte) und der Arbeitsgruppe Influenza (als Experte) | Mitgliedschaft in bzw. Tätigkeiten für Gremien eines Unternehmens, das Impfstoffe oder Mittel der spezifischen Prophylaxe entwickelt, herstellt oder vertreibt: Expertenteam zur Überwachung klinischer Studien seit 2006 (GSK, SPMSD); Mitglied im „International Editorial Board" von Advances in Vaccinology seit 2008 (GSK); Vorträge zu Ergebnissen aus der Grundlagen- und der klinischen Forschung, u. a. auch zu Impfthemen |

| | | | | (Aufwandsentschädigungen (ggf. Honorare an Arbeitgeber „Universitätsmedizin Mainz") zum Teil durch Impfstoffhersteller (re)finanziert); Publikationen zu Ergebnissen aus der Grundlagen- und der klinischen Forschung, u. a. auch zu Impfthemen in Fachzeitschriften / Büchern / Internet; Mitherausgeber „Advances in Vaccinology" (GSK) |
|---|---|---|---|---|

Tabelle 5: Informationen zu Mitgliedern der STIKO mit Stand 13.03.2014 (Eigene Darstellung in Anlehnung RKI 2014)

## V. Literaturverzeichnis

Ach, S. (2008). Ethik zur Einführung. In: Ach S., Bayertz K., Siep, L. (Hrsg.): Grundkurs Ethik, Bd. 1. Grundlagen, (S. 9 – 32). Paderborn: Mentis Verlag.

Anderson, S. (2008). Einführung in die Ethik. 2. Auflage. Berlin: De Gruyter Verlag.

Banerjee, R., Choi, S. W., Olteanu, H., Waly, M., et al. (2004). Activation of methionine synthase by insulin-like growth factor-1 and dopamine: a target for neurodevelopmental toxins and thiomersal. Molecul Psychiatr, 9, S. 358 – 370.

Bundesministerium der Justiz und für Verbraucherschutz (o. J.). Gesetz über den Verkehr mit Arzneimitteln. Zehnter Abschnitt. Pharmakovigilanz. §63c Dokumentations- und Meldepflichten des Inhabers der Zulassung für Arzneimittel, die zur Anwendung bei Menschen bestimmt sind, für Verdachtsfälle von Nebenwirkungen. Online: [http://www.gesetze-im-internet.de/amg_1976/__63c.html], Abruf 23.05.2014.

Bundesverband der Deutschen Industrie e. V. (2010). BDI kritisiert Preisdirigismus für Arzneimittel. Online: [http://www.bdi.eu/aussenwirtschaftsreport/163_Pressemitteilung_Zwangsrabatte_auf_Arzneimittel.htm], Abruf 23.05.2014.

Bundesverband der Pharmazeutischen Industrie e. V. (2011). Pharma-Daten 2012. Online: [www.bpi.de/fileadmin/.../Pharma-Daten/Pharmadaten_2012_DE.pdf], Abruf 23.05.2014.

Deutscher Ethikrat (2014). 2. Treffen der deutschsprachigen Bioethikkommissionen am 11. März 2014 in Berlin. Online: [http://www.ethikrat.org/veranstaltungen/weitere-veranstaltungen/zweites-treffen-der-deutschsprachigen-bioethikkommissionen], Abruf 11.05.2014.

Deutscher Taschenbuch Verlag (2014). Bürgerliches Gesetzbuch (BGB) . 73. Auflage, München: Deutscher Taschenbuch Verlag GmbH & Co. KG.

Dörfler, W., Heller, H., Hilger-Eversheim, Kramer, C. K., Schubbert, R. et al. (1997). Integration of foreign DANN and its consequences in mammalian systems. Trens Biotechnol, 15, S. 297 – 301.

Druml, C. (2014). Das Recht auf Gesundheit – Impfen und Ethik. Deutscher Ethikrat, Zweites Treffen der deutschsprachigen Bioethikkommissionen, Berlin. Online: [http://www.ethikrat.org/veranstaltungen/weitere-veranstaltungen/zweites-treffen-der-deutschsprachigen-bioethikkommissionen], Abruf 11.05.2014.

Düwell, M., Hübenthal, C. & Werner, M. (2011). Handbuch Ethik. 3. Auflage. Stuttgart: Verlag J. B. Metzler.

Fischer, C. (2014). Die ethischen Grundlagen des Impfens. Deutscher Ethikrat, Zweites Treffen der deutschsprachigen Bioethikkommissionen, Berlin. Online: [http://www.ethikrat.org/veranstaltungen/weitere-veranstaltungen/zweites-treffen-der-deutschsprachigen-bioethikkommissionen], Abruf 11.05.2014.

Fischer, J., Gruden, S., Imhof, E. & Strub, J.-D. (2008). Grundkurs Ethik. Grundbegriffe philosophischer und theologischer Ethik. 2. Aufl. Stuttgart: Kohlhammer.

Garry, R. F., Petrik, M. S., Tabata, R. C., Shaw, C. A. & Wong, M. C. (2007). Aluminium adjuvant linked to gulf war illness induces motor neuron death in mice. Neuromolecular Med. 9 (1), S. 83 - 100.

Hengel, H. (2014). Gesellschaft für Virologie. Sicherstellung der Versorgung unserer Bevölkerung mit Impfstoffen. Online: [http.://www.g-f-v.org/sites/default/files/04-2014-GfV%20Impfstoffe.pdf], Abruf 22.05.2014.

Hirte, M. (2011). Impfen Pro & Contra. Das Handbuch für die individuelle Impfentscheidung. München: Verlagsgruppe Droemer Knaur GmbH & Co. KG.

Knoepffler, N. (2009). Angewandte Ethik: Ein systematischer Leitfaden. Köln: Böhler Verlag GmbH & Cie.

Kriesel, P., Rolf, B.& Wiesen, B. (2007). Ethik / Praktische Philosophie. Stuttgart: Ernst Klett Verlag.

Küpper, H.-U. (2011). Unternehmensethik: Hintergründe, Konzepte, Anwendungsbereiche. 2. Aufl., Stuttgart: Schäffer-Poeschel.

Kraus, B., Nikendei, C., Riessen, R., Schrauth, M., Weyrich, P. & Zipfel, S., Universitätsklinikum Tübingen (2012). Intramuskuläre Injektion. Online: [http://www.medizin.uni-tuebingen.de/uktmedia/EINRICHTUNGEN/Kliniken/Medizinische+Klinik/Innere+Medizin+IV/PDF_Archiv/IMInjektion.pdf], Abruf 20.05.2014.

Lippke, S.& Renneberg, B. (2006). Theorien und Modelle des Gesundheitsverhaltens. In: Renneberg, B. & Hammelstein, P. (Hrsg.). Gesundheitspsychologie, (S. 35 – 59). Heidelberg: Springer Medizin Verlag.

Meyer C., Reiter S., Robert Koch-Institut (2004). Impfgegner und Impfskeptiker. Bundesgesundheitsblatt – Gesundheitsforschung – Gesundheitsschutz, 47(12), S. 1182 - 1188.

Novartis (2013). Beipackzettel für Tetanol pur, Konservierungsmittelfreier Tetanus-Toxid-Adsorbat-Impfstoff. Online:[http://www.big.novartispharma.at/ejbfile-6168/at-default/de/productlist/pub/929064_F_GIgenehm_13-02-26_Tetanolpur.pdf], Abruf 13.05.2014.

Panza, C. & Potthast, A. (2011). Ethik für Dummies. Weinheim: WILEY-VCH Verlag GmbH & Co. KGaA.

Paul-Ehrlich-Institut (2009). Paul-Ehrlich-Institut. Online: [http://www.pei.de/DE/institut/institut-node.html;jsessionid=23B2885D8C16E1AAFE7D52F23827F125.1_cid329], Abruf 20.05.2014.

Pieper, A. (2000). Einführung in die Ethik. 4. Auflage. Tübingen: A. Francke Verlag.

Pies, I. & Sardison, M. (2006). Wirtschaftsethik. In: Knoepffler, N., Kunzmann, P., Pies, I. & Siegetsleitner, A. (Hrsg.). Einführung in die Angewandte Ethik. Bd. 1 (S. 267 – 298). Freiburg: Verlag Karl Alber GmbH.

Robert Koch-Institut (2009a). Ist zur Dokumentation der wirksamen Einwilligung eines Patienten seine Unterschrift auf einem Aufklärungsmerkblatt erforderlich? Online: [http://www.rki.de/SharedDocs/FAQ/Impfen/AllgFr_RechtlFragen/faq_impfen_RechtlFragen_ges.html?nn=2521092], Abruf 13.05.2014.

Robert Koch-Institut (2009b). Ist die Unterschrift des impfenden Arztes im Impfausweis zwingend erforderlich oder können dies auch medizinische Fachangestellte "im Auftrag" tun? Online: [http://www.rki.de/SharedDocs/FAQ/Impfen/AllgFr_RechtlFragen/faq_impfen_RechtlFragen_ges.html?nn=2521092], Abruf 13.05.2014.

Robert Koch-Institut (2010). Warum sind Impfungen so wichtig und warum sind sie nicht nur für einen selbst wichtig, sondern auch Dienst an der Gemeinschaft? Online: [http://www.rki.de/DE/Content/Infekt/Impfen/Video/Impfen_05_Gemeinschaftsnutzen.html], Abruf 13.05.2014.

Robert Koch-Institut (2012a). Ständige Impfkommission (STIKO). Online: [http://www.rki.de/DE/Content/Kommissionen/STIKO/stiko_inhalt.html], Abruf 13.05.2014.

Robert Koch-Institut (2012b). Muss eine Impfaufklärung immer mittels eines Merkblattes erfolgen? Online: [http://www.rki.de/SharedDocs/FAQ/Impfen/AllgFr_RechtlFragen/faq_impfen_RechtlFragen_ges.html?nn=2521092], Abruf 13.05.2014.

Robert Koch-Institut (2012c). Impfen. Informationsangebot. Online: [http://www.rki.de/DE/Content/Infekt/Impfen/impfen_node.html], Abruf 13.05.2014.

Robert Koch-Institut (2013a). Sicherheit von Impfungen. Online: [http://www.rki.de/DE/Content/Kommissionen/STIKO/Impfsicherheit/sicherheit_impfungen_node.html], Abruf 13.05.2014.

Robert Koch-Institut (2013b). Schutzimpfungen – 20 Einwände und Antworten des Robert Koch-Instituts und des Paul-Ehrlich-Instituts. Online: [http://www.rki.de/DE/Content/Infekt/Impfen/Bedeutung/Schutzimpfungen_20_Einwaende.html], Abruf 13.05.2014.

Robert Koch-Institut (2013c). Aufgaben und gesetzliche Grundlagen des Robert Koch-Instituts. Online: [http://www.rki.de/DE/Content/Institut/institut_node.html], Abruf 13.05.2014.

Robert Koch-Institut (2013d). Empfehlungen der Ständigen Impfkommission (STIKO) am RKI. Epidemiologisches Bulletin, 34, S. 313 – 344. Online: [http://www.rki.de/DE/Content/Infekt/EpidBull/Archiv/2013/Ausgaben/34_13.pdf?__blob=publicationFile], Abruf 13.05.2014.

Robert Koch-Institut (2014). Mitglieder der STIKO. Online: [http://www.rki.de/DE/Content/Kommissionen/STIKO/Mitgliedschaft/Mitglieder/mitglieder_node.html], Abruf 12.08.2014.

Shaha, M. (2014). Die ethischen Probleme in Bezug auf das Impfen: kein Anspruch auf Vollständigkeit. Deutscher Ethikrat, Zweites Treffen der deutschsprachigen Bioethikkommissionen, Berlin. Online: [http://www.ethikrat.org/veranstaltungen/weitere-veranstaltungen/zweites-treffen-der-deutschsprachigen-bioethikkommissionen], Abruf 13.05.2014.

Tag, B. (2014). Das Kindeswohl im Schweizer Recht. Deutscher Ethikrat, Zweites Treffen der deutschsprachigen Bioethikkommissionen, Berlin. Online: [http://www.ethikrat.org/veranstaltungen/weitere-veranstaltungen/zweites-treffen-der-deutschsprachigen-bioethikkommissionen], Abruf 13.05.2014.

Tolzin, H. U. P. (o. J.). Worauf kommt es bei einer Impfentscheidung an? Online: [http://stichwort-gesund.de/gesundheit/worauf-kommt-es-bei-einer-impfentscheidung-an/], Abruf 13.05.2014.

Wiesemann, C. (2014). Kindeswohl und Kindeswillen – Überlegungen zum moralischen Status des Kindes in der Medizin. Deutscher Ethikrat, Zweites Treffen der deutschsprachigen Bioethikkommissionen, Berlin. Online: [http://www.ethikrat.org/veranstaltungen/weitere-veranstaltungen/zweites-treffen-der-deutschsprachigen-bioethikkommissionen], Abruf 13.05.2014.

Universität zu Köln (2009). Kölner Interprofessionelles Skills Lab & Simulationszentrum (KIS$^s$). Skript: Intramuskuläre Injektion. Online: [http://kiss.uni-koeln.de/uploads/media/SKript_IM_Stand_Okt2009.pdf], Abruf 20.05.2014.

Zentrale Ethikkommission (2012a). Statut der Zentralen Kommission zur Wahrung ethischer Grundsätze in der Medizin und ihren Grenzgebieten. (Zentrale Ethikkommission). Online: [http://www.zentrale-ethikkommission.de/page.asp?his=0.2.29], Abruf 13.05.2014

Zentrale Ethikkommission (2012b). Mitglieder der Zentralen Ethikkommission bei der Bundesärztekammer. Online: [http://www.zentrale-ethikkommission.de/page.asp?his=0.2.60], Abruf 13.05.2014.

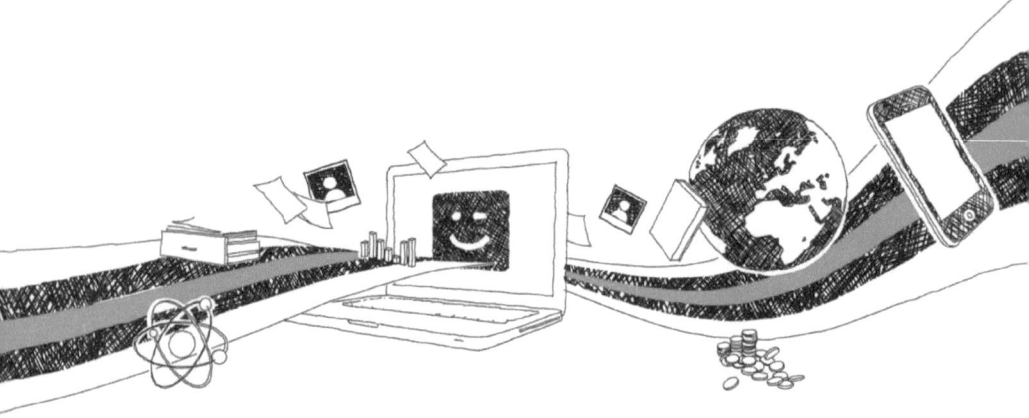
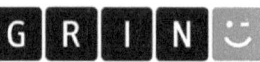